AF331684

# CONTRIBUTIONS

## DE

# MÉDECINE PRATIQUE

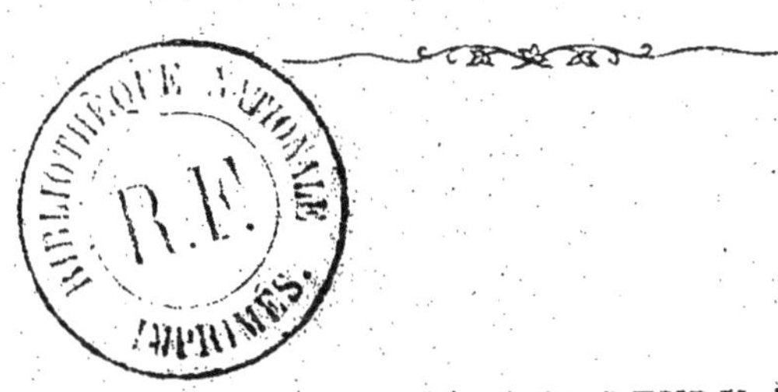

EXTRAIT DU COMPTE-RENDU 1875-76

DE LA

## SOCIÉTÉ DES SCIENCES MÉDICALES DE GANNAT

GANNAT

IMPRIMERIE FRANCIS MARION

# L'ALCOOL

DANS LE

# TRAITEMENT DE LA PNEUMONIE

Analyse de 57 cas, observés du mois de septembre 1871
au mois de juin 1875.

MESSIEURS,

Dans la dernière séance, une intéressante discussion s'est élevée à propos de deux observations de pneumonie présentées par le docteur Trapenard père. Il s'agissait surtout du traitement de cette phlegmasie assez commune dans notre circonscription médicale. Je vous ai promis le relevé de tous les cas soumis à mon observation. Ces cas sont au nombre de cinquante-sept. Je vous en apporte aujourd'hui le résumé, heureux si ma pratique reçoit après cet exposé votre haute approbation.

Rien ne paraît plus simple que de réunir les éléments d'une aussi mince statistique ; mais, au premier pas, on se heurte à des difficultés presque insurmontables. Evidemment, on ne peut placer côte à côte la pneumonie d'un enfant de quatre ans et celle d'un octogénaire. Où prendre ses catégories : dans la cause, dans la saison, dans l'influence épidémique ou dans l'âge?

La cause est toujours un refroidissement, un chaud et froid selon l'adage populaire.

L'influence épidémique m'a paru nulle. Si un certain nombre de sujets sont atteints en même temps, c'est qu'ils se trouvent soumis aux mêmes influences atmosphériques qui favorisent le refroidissement.

Reste l'âge. Son influence est certaine sur la marche des phlegmasies, notamment de la phlegmasie pulmonaire, que le malade soit arthritique, dartreux ou scrofuleux. Plus est jeune le sujet affecté, moins accentué sera, en général, le vice constitutionnel ; l'enfant sera moins entaché que l'adulte. La considération de la maladie constitutionnelle n'a, du reste, que peu de chose à faire dans la pneumonie. Cette phlegmasie n'est en aucune manière une manifestation arthritique, dartreuse, etc. Elle est produite, dans certaines conditions données, sur des sujets quelconques : enfants, adultes, etc. Ses lésions anatomiques sont les mêmes, sa marche est la même. Nous n'avons jamais vu de différence entre la pneumonie du dartreux ou de l'arthritique ou du scrofuleux. Qu'aurait donc à faire le traitement antisyphilitique chez un syphilisé qui contracterait une pneumonie ?

Par élimination, on arrive donc à diviser ses pneumoniques d'après leur âge. Mais quelle division physiologique de l'âge faut-il adopter. Est-ce celle très-curieuse de Burdach prise sur le type septimanaire ?

Vie embryonnaire. — 40 semaines ou $10 \times 4 = 40$ de 0 à 8 ans enfance ou $10 \times 4 = 400$, durée qui devient l'unité des autres âges.

I e deuxième âge ou jeunesse, deux fois l'unité, 400 semaines ou 800 semaines et ira de 8 à 23 ans.

Le troisième âge ou âge adulte, trois fois l'unité, 400 semaines ou 1,200 semaines et ira de 23 à 46 ans.

Enfin, le quatrième âge, quatre fois l'unité, 400 semaines ou 1.600 semaines et ira de 46 à 71 ans.

Si j'ai cité cette opinion c'est que, pour me servir des termes mêmes de Longet : « Cette proportion arithmétique des âges a « un caractère véritablement organique et s'accorde aussi bien « avec l'expérience qu'avec l'idée. » *Physiologie* de Longet.

Doit-on adopter l'idée de Flourens : que les animaux vivent cinq fois leur période d'accroissement, pour l'homme cinq fois vingt ans ? Il serait aisé d'accommoder la division de nombreux auteurs. Si l'on admet 4, 5 ou 9 âges dans la vie humaine, il faut donc créer 4, 5 ou 9 catégories. La clinique ne donne pas, entre les pneumonies de ces âges, des différences assez notables pour légitimer cette division de pneumoniques.

Pour l'enfant, nous dirons avec H. Roger : « Une fois la pre-« mière dentition accomplie, à deux ans, l'enfant qui s'agite, « joue avec ardeur, se refroidit facilement et contracte la plupart « des maladies inflammatoires de l'âge adulte. » La pneumonie est la pneumonie de l'adulte ; ce n'est plus cette bronchio-pneumonie de la première enfance, à marche envahissante et insidieuse, c'est la pneumonie franche. La deuxième dentition n'a plus les dangers de la première. Ces considérations ne seraient plus vraies pour d'autres maladies spéciales aux adolescents, comme l'ostéite épiphysaire par exemple, mais on peut la maintenir pour la pneumonie. La clinique nous apprend que de 2 à 16 ans la pneumonie est une maladie bénigne. Sur deux cent douze cas cités par Barthez il y a deux morts. Pour d'autres auteurs, la guérison est la règle entre 2 et 4 ans. Chez les adultes, la statistique indique une gravité plus grande, plus grande encore chez les vieillards. En résumé, les notions physiologiques appuyées sur l'étude clinique de la pneumonie nous amènent à répartir nos observations en quatre divisions ou séries.

Première série, de 2 à 4 ans. — Deuxième série, de 4 à 16 ans. Troisième série, de 16 à 60 ans. — Quatrième série, à 60 ans et au-delà.

*Première série, de 2 à 4 ans.* — Huit cas sont terminés par la guérison. Pour deux malades, |expectation pure; l'un guérit en cinq jours, l'autre en sept. Pour les six autres malades, l'affection évolue en neuf jours ; à tous les six on applique un vésicatoire dans le but de favoriser la résolution. Trois fois l'alcool fut donné à cause du délire, une fois l'épica contre un état saburral. L'une de ces pneumonies avait compliqué la grippe.

*Deuxième série, de 4 à 16 ans.* — Onze malades, dix guéris, un mort; ce dernier était un garçon de six ans ; il succomba en trois jours par suite de la complication : bronchite capillaire généralisée. Sur ces onze enfants, neuf étaient âgés de moins de dix ans. Les deux autres avaient, l'un 12, l'autre 14 ans. Une petite fille de cinq ans, très-gâtée, se refusant à prendre toute espèce de remède, fut traitée par l'eau froide intus et extrà, vu l'extrême élévation de température 41°5 et guérit en sept jours.

Huit petits garçons traités par l'alcool et une application de vésicatoire guérirent, deux en six jours, deux en sept jours, quatre en neuf jours.

Le onzième prit un simple julep additionné d'alcoolature d'a. conit et guérit en onze jours.

L'examen de ces deux premières séries confirme la remarque de Barthez que, chez les enfants, la pneumonie guérit le plus ordinairement. Il est peut-être bon de remarquer que, dans la première série, de 2 à 4 ans, les deux cas où la guérison est le plus rapide, sont ceux traités par l'expectation.

Dans la deuxième série nous avons une seule mort que la gravité de la bronchite capillaire explique trop aisément. Si l'on admet la marche cyclique de la pneumonie en neuf jours. On voit que, dans huit cas, l'alcool n'a pas entravé la marche de la maladie. Au contraire, dans quatre de ces cas, l'affection a été abrégée.

*Troisième série, de 16 à 60 ans.* — Vingt-deux cas, vingt guérisons. Cette série comprend l'adolescence et l'âge adulte. Quatre malades de 16 à 30 ans. — Neuf de 30 à 40 ans. — Cinq de 40 à 50 ans. — Quatre de 50 à 60 ans. — Vingt guérisons, deux morts, l'une chez un malade de 58 ans soigné par l'alcool, l'autre chez un malade de 48 ans; mais ce dernier n'a été soumis au traitement qu'au sixième jour, on doit donc le négliger dans les résultats généraux.

Une malade âgée de 26 ans a présenté quelques signes de la pneumonie au début : frisson, vomissement, haute température 40°, crachats rouillés ; mais je n'ai pu constater de râles crépitants, seulement quelques râles sous-crépitants dans la fosse sous-épineuse droite. Le troisième jour est survenu de l'herpès labialis, la convalescence s'est déclarée de suite. Cela réduit donc à vingt le nombre des malades de cette série. Parmi eux, quatorze ont pris de l'alcool ; l'un est mort ; les autres ont guéri, deux en six jours, un en sept jours, les dix autres en neuf jours.

Des six derniers, trois ont pris de l'émétique et ont guéri en onze, dix, douze jours. Le quatrième, à tempérament sanguin, fut traité d'abord par la saignée et la potion rasorienne. Mais, le quatrième jour, le malade fit une imprudence et contracta une deuxième pneumonie. La gravité du cas m'engagea à recourir à l'alcool et aux vésicatoires. Les deux pneumonies entrèrent en révolution chacune à son neuvième jour respectif. Les deux derniers malades prirent seulement un julep opiacé additionné de dix gouttes de teinture de digitale, vu le peu d'étendue de la lésion et la bénignité des symptômes. Ils guérirent l'un en sept, l'autre en huit jours.

Même remarque que dans la deuxième série. L'influence de l'alcool n'a pas arrêté la marche normale de la pneumonie. Aucun cas ainsi traité n'a duré plus de neuf jours. Quant au malade décédé, l'étendue de la lésion était grande. Dans tout le poumon droit, en arrière, existait du souffle et de la bronchophonie. Le malade était âgé de 58 ans, usé par un labeur continuel et énergique. Il se rapprochait de la vieillesse où la maladie est plus grave. Ajoutons, cependant, que quelques années auparavant, il avait été guéri d'une pneumonie par la saignée et le tartre stibié.

La digitale a été administrée dans deux cas bénins qui se seraient bien passés d'elle. Le tartre stibié, employé dans trois cas, a laissé durer la pneumonie dix, onze et douze jours.

Il est bien entendu que la maladie est terminée quand apparaissent en même temps la descente du pouls et la température à l'état normal, les râles crépitants de retour et quand la convalescence ainsi déclarée l'alimentation est permise. La convalescence n'est pas la maladie ; c'est le temps que met l'organisme détérioré à reprendre sa vitalité et ses forces. Elle est très-courte, un septénaire environ dans les pneumonies traitées par l'alcool. Ainsi, en somme, quand nous disons la maladie est terminée, nous disons que le malade n'est plus fébricitant. Très-rarement survivent quelques signes locaux stithoscopiques. Dans trois cas nous avons constaté la persistance du souffle et de quelques râles crépitants; pendant quatre jours deux fois, trois jours une fois.

Dans cette troisième série, la durée a été : dix fois de neuf jours, deux fois de six jours, deux fois de sept jours, trois fois de dix à douze jours.

Chez les enfants, nous avons vu que la durée n'avait pas été de plus de neuf jours. Le résultat de cette troisième série donne une mortalité de 5 0/0.

*Quatrième série, de 60 ans et au-delà.* — Quinze cas, dont trois décès. Voyons d'abord les décès : Le premier malade, âgé de 78 ans, ne voulut accepter aucun traitement. En plein mois de janvier, il se levait la nuit pour aller boire à son puits situé dans la cour ; il succomba le cinquième jour.

La deuxième malade, femme de 64 ans, commença son traitement le sixième jour et mourut le huitième. Ces circonstances empêchent de compter ces malades dans la statistique. Quant au troisième décès, il survint chez un malade de 70 ans atteint de pneumonie double. L'alcool ou le vin de quinquina au malaga associé à la digitale dans les grandes élévations de température, le vésicatoire, sont la base du traitement. Sur les treize malades ainsi soignés un seul succombe. Six avaient soixante-dix ans et plus, deux étaient octogénaires. Les cinq autres avaient de 60 à 70 ans. Mais chez cinq d'entre eux seulement la durée a été de neuf jours. Elle atteint dix-sept jours chez un homme de 70 ans. Chez les six autres malades la durée a varié de dix à quatorze jours. La proportion des décès est dans cette série de 1/13 ou 8 0/0, chiffre peu élevé vu la gravité de la pneumonie des vieillards. En résumé, on peut dire que chez les enfants et les adultes, la pneumonie a une durée de neuf jours. Chez les vieillards, l'état de l'organisme explique la plus grande rareté des crises et la marche moins franche de la maladie. C'est là un point de plus de dissemblance entre cet âge et les autres âges.

Quant au traitement, nous voyons l'emploi de l'alcool prédominer. Loin de mériter les anathèmes de l'école physiologique et la qualification de médicament incendiaire, l'alcool peut revendiquer une statistique flatteuse. De 4 à 16 ans, huit succès sur huit cas; de 16 à 60 ans treize succès sur quatorze, ce qui donne une mortalité de 7 0/0 ; à 60 ans et au-delà, douze succès sur treize cas, mortalité de 8 0/0. La statistique de Loërmec, Grisolle, Skoda, qui employaient l'émétique et la saignée, donne 12 à 16 0/0 de mortalité. Celle de Rasori, 26 0/0 (*Dictionnaire des praticiens* de Lucas Championnière, 1872, p. 395). Les résultats du traitement par l'alcool sont donc meilleurs. On ne peut objecter l'existence d'une série heureuse, puisque les cas ont été observés de septembre 1871 à juin 1875. De plus, j'élimine de ce quotient les unités du dividende prises chez les enfants ; car, d'après plusieurs auteurs, la pneumonie infantile est très-bénigne. Ce serait un trop facile triomphe d'attribuer au traitement l'action médicatrice de la nature.

Indépendamment du succès numératif de l'alcool, il est bon de signaler la régularité des pneumonies traitées par ce médicament. De 16 à 60 ans, aucun cas n'a dépassé neuf jours, trois se sont terminées au sixième et septième jour.

La conclusion sommaire est donc celle-ci : le traitement par l'alcool a donné de 16 à 60 ans 93 0/0 de guérisons et 92 0/0 chez les vieillards.

Ma tâche serait bien étroite si je me bornais à ce fait. Il faut montrer comment la physiologie vient prêter son appui au résultat numérique et le transformer en fait scientifique. Les données expérimentales permettent d'assigner à l'alcool trois propriétés essentielles. Grâce à ces propriétés, on peut dire que nul moyen thérapeutique n'attaque aussi bien la pneumonie sous toutes ses faces et dans tous ses retranchements.

L'alcool, dans la pneumonie, a une triple action :

1° Antiphlogistique ;

2° Modératrice de la respiration et parallèlement substitutive sur les reins et la peau ;

3° Topique sur le poumon.

1° *Action antiphlogistique.* — Rappelons d'abord les noms de Lallement, Perrin, Duroy, en même temps que les principaux résultats obtenus par ces expérimentateurs habiles. L'alcool absorbé s'élimine en nature par les poumons, les reins et la peau. Ce fait a été encore mieux démontré depuis, grâce aux procédés plus précis d'analyse. C'est donc en nature que l'alcool arrive dans le sang et qu'il agit sur les globules d'abord et ensuite sur les éléments des tissus après s'être exosmosé en dehors des vaisseaux. Sur les globules, ces agents vecteurs de l'o, l'alcool produit l'effet suivant : il diminue leur rutilance, c'est-à-dire la quantité d'o contenue, c'est-à-dire leur affinité pour l'o. La ration d'o distribuée aux divers tissus est réduite, réduites sont aussi les combustions intimes dans les tissus. Les réactions chimiques, les doubles décompositions intimes qui se passent dans les cellules et les liquides intercellulaires et qui sont la source de la chaleur animale sont diminuées. Loin d'être une vue de l'esprit, ce fait ressort de l'examen des résidus de la nutrition, des cendres du foyer, qui sont principalement l'acide carbonique et l'urée. Ces produits de la dénutrition diminuent après l'ingestion de l'alcool, l'acide carbonique dans la proportion de 22 0/0. Qu'a donc de surprenant, dès lors, la diminution de la température observée après l'ingestion de cinquante à cent grammes d'alcool à 60°. Cette diminution peut aller jusqu'à deux degrés chez l'homme bien portant. Le thermomètre démontre cette action antiphlogistique de l'alcool chez les fébricitants, la fièvre étant une exagération des phénomènes de dénutrition. Cette action antiphlogistique saute aux yeux dans les affections fébriles où le délire est la conséquence des hautes températures. L'alcool enlève rapidement le délire ; et le thermomètre, par sa chute, dévoile le mécanisme de cette action.

Le fait vulgaire qu'un verre de liqueur alcoolique réchauffe tient à la stimulation du système nerveux. Cette stimulation des éléments nerveux centraux et périphériques suit presque immédiatement l'ingestion de l'alcool grâce à l'extrême diffusibilité de cette substance.

*Deuxième action de l'alcool, modératrice de la respiration et parallèlement substitutive sur les reins et la peau.* — L'action modératrice sur la respiration, c'est le repos relatif dans lequel l'absorption de l'alcool place la fonction pulmonaire. Cette action ressort des deux considérations suivantes : 1° par sa propriété antiphlogistique, l'alcool diminue de 22 0/0 l'exhalation totale de l'acide carbonique. Mais la respiration cutanée est trente-huit fois plus faible que la pulmonaire au point de vue de l'élimination de l'acide carbonique. C'est donc la fonction pulmonaire qui bénéficie le plus de la moindre élimination d'acide carbonique. Il y a donc un véritable repos du poumon. C'est une considération d'une grande valeur que ce repos de l'organe malade. Son importance est vulgaire en chirurgie. Pour la pneumonie, nous recommandons toujours à nos malades d'éviter les efforts, de garder l'immobilité, d'éviter de parler.

2° *Action substitutive sur les reins et la peau.* — Ce repos du poumon provient non-seulement de la réduction de la combustion, mais encore de la surexcitation des fonctions du rein et de la peau.

*Fonction du rein.* — L'uropoèse se trouve augmentée sous l'influence du rein qui est un puissant diurétique. Dans cinq expériences, l'absorption de cent centimètres cubes de cognac quintuple l'excrétion urinaire (Rabuteau. *Eléments de thérapeutique*).

Quant aux *fonctions de la peau,* elles sont excitées par l'action diffusible de l'alcool. N'oublions pas que souvent, pour ne pas dire toujours, la potion de Tood est prise mélangée avec une infusion chaude. L'activité ainsi provoquée des fonctions cutanées, soulage d'autant le poumon. En effet, d'une part la respiration cutanée est plus intense, d'autre part l'élimination totale d'acide carbonique et de vapeur d'eau est diminuée. Le repos du poumon est donc augmenté d'autant. Cette stimulation de la peau, et partant de sa circulation, a de plus une action dérivative : elle a l'effet d'une saignée sans effusion de sang. Puisque les innombrables capillaires de la peau contiennent plus de sang, c'est autant de soustrait aux organes internes. En résumé, le traitement alcoolique produit la diminution de la respiration pulmonaire : 1° par la diminution absolue de la fonction respiratoire en général ; 2° par l'excitation de la respiration cutanée ; 3° par la plus grande activité du rein. Ainsi croyons-nous pouvoir expliquer physiologiquement l'influence du traitement alcoolique sur la marche régulière de la pneumonie. Tout est préparé pour favoriser la crise au terme normal, elle se trouve souvent reportée du neuvième au septième, même au cinquième jour.

3° *Action topique de l'alcool.* — L'alcool est éliminé en nature par la peau, les reins et le poumon. La présence de l'alcool dans le tissu pulmonaire enflammé favorise la marche régulière de l'inflammation, elle l'arrête ; pneumonie guérie au cinquième, sixième et septième jour. Elle la modère et l'empêche de passer au troisième degré, à l'hépatisation grise, à la suppuration. En effet, dans les deux cas de mort cités dans la deuxième et la quatrième série, la mort survient au septième et au dixième jour ; elle est imputable à la violence de la maladie, et non au passage à la période de suppuration. Dans les autres cas, la résolution est faite, puisque la maladie guérit au neuvième jour. L'influence de l'alcool sur l'inflammation et la pyogénèse est un fait trop connu en chirurgie pour que nous y insistions.

Ainsi se trouve démontrée, et par les faits et par la théorie, la supériorité du traitement alcoolique dans la pneumonie. Cette prééminence thérapeutique se confirme encore par l'examen du mode d'action des autres antiphlogistiques, qui se bornent souvent, sauf les antimoniaux et la digitale, à une action générale. En effet, outre cette action générale sur l'élément fièvre, l'alcool a une action topique sur la phlegmasie pulmonaire.

Ainsi se trouve démontrée l'unité de la doctrine médicale, variable dans ses déductions pratiques, mais antiphlogistique, quand même et toujours, contre les affections aiguës, sous les différentes variétés des modes thérapeutiques.

D<sup>r</sup> Gilbert **TRAPENARD**.

# Fièvre puerpérale avec lésions péritonéales.
## Température extrême de 41° 5.
## Bains froids à 24°. — Guérison.

M^me X., âgée de trente ans, en est à son quatrième accouche-ment. Les deux premiers ont été exempts de complication. Au troisième, le docteur traitant fit une application de forceps au détroit inférieur à cause de l'*inertie*. M^me X. est actuellement en travail depuis le 27 janvier. Le 28 au matin, je suis mandé auprès de la patiente, je la trouve épuisée par les douleurs; les contractions sont rares, de courte durée ; la tête est encore au détroit supérieur en position occipito-illiaque gauche inclinée. Le doigt rencontre d'abord une forte bosse sanguine, puis à droite en haut et en arrière la fontanelle antérieure. Les batte-ments du cœur s'entendent avec leur maximum à gauche au dessous de l'ombilic. Leur décroissance a lieu, comme l'indique Depaul, suivant une ligne ascendante qui répond au rachis.

En présence de l'impuissance de la femme, de ses douleurs, de ses supplications, je pratique l'application du forceps au détroit supérieur. Après des efforts longs et pénibles, et en introduisant la main entière dans l'utérus, le forceps est placé et les tractions commencent. Après une descente de quelques centimètres, l'articulation peut s'effectuer, et l'enfant est extrait rapidement; il est en état de mort apparente. On le ranime avec peine; il meurt le lendemain.

La délivrance est facile; le globe louable de l'utérus apparaît. L'accouchée m'exprime vivement sa reconnaissance et repose bientôt.

Deux jours plus tard, le 30 janvier, on vient me chercher pour voir l'accouchée qui est dans le délire.

30 Janvier. — La malade n'a pas eu de frisson. La montée du lait qui a gonflé beaucoup les seins a coïncidé à quelques heures près avec le délire de la fièvre. Ce délire est calme, on en tire la malade en l'interrogeant avec insistance ; il porte sur les choses ordinaires de la vie, les soins de la ferme; il fait un vent terrible dans les rêves de la malade, elle supplie qu'on l'en garantisse mieux, etc. P. 120. T. 41° 5.

L'état du ventre, examiné avec la plus grande minutie, indique un peu de gonflement dans le ligament large droit. En sai-sissant à pleine main le fond de l'utérus et suivant sa corne droite, on sent une corde douloureuse au niveau du ligament large. La péritonite est donc localisée pour le moment.

L'absence de frisson initial éloigne l'idée de phlébite. Evidemment il ne peut être question de la fièvre de lait. L'élévation de la température, la fréquence du pouls le démontrent péremptoirement. Béhier [1] cite huit cents observations empruntées à sa pratique ou à celle de Pajot, dans lesquelles on trouve une fois seulement le pouls à 100 et deux fois à 120. Mais chez ces malades, il y avait idiosyncrasie, puisque ce phénomène s'était observé à chacune de leurs couches d'ailleurs très-normales. Or, dans notre cas, la fièvre de lait avait été très-modérée aux trois couches précédentes.

La disproportion entre les symptômes et la lésion, la grande anomalie de la chaleur fébrile comparée à l'allure des autres symptômes, l'absence de lésions utérines dénotent une malignité redoutable de l'affection. C'est la fièvre puerpérale avec cette terrible inconnue, cette malignité, ce caractère fatal que j'avais rencontré en 1875 chez les malades dont je vous entretenais à cette époque. Pour moi, la malignité tient souvent, pour ne pas dire toujours, à l'élévation de la température : c'est l'opinion de Liebermeister citée par Ducastel qui l'adopte [2]. Evidemment ces 41° 5 ne pouvaient permettre une longue survie, la malade était perdue si l'on n'arrêtait pas cette combustion effrénée.

Je méditais ces pensées, je passais en revue mon arsenal antiphlogistique, je me rappelais les désastreux insuccès des modérateurs de la fièvre employés seuls : alcool, sulfate quinine, digitale, etc., dont je vous parlais en 1875. Il fallait décidément avoir recours à l'eau froide qui enlève directement la chaleur produite, soulage ainsi le malade d'autant et le protége contre les effets destructeurs des températures élevées. Si les succès de Currie, Trousseau, Brun, Lassègue, Béhier, Lieberman [3], etc., etc., m'encourageaient, je ne connaissais pas d'observation où l'eau froide eut été employée contre la fièvre puerpérale. Mais l'indication était pressante et je me souvenais des paroles de Trousseau [4] : « Il faut avoir vieilli dans la pratique, il faut surtout ne pas avoir besoin de l'opinion publique, pour instituer une médication aussi audacieuse. Il faut être mû par un sentiment bien profond du devoir pour oser lutter contre le préjugé populaire. Cependant, quand la voix du devoir commande, quand votre conscience vous dit que cette médication à

---

(1) Conférences de clinique médicale. — Maladies des femmes en couches.
(2) Ducastel. Des températures élevées dans les maladies. Thèse d'agrégation, 1875.
(3) Voir, pour la bibliographie Ducastel, loc. cit.
(4) Clinique médicale, Tome I.

laquelle vous n'osez pas recourir, parcequ'elle contrarie les préjugés du monde, est une médication utile, il faut la tenter. »
Le mari de la malade est un homme intelligent ; je lui fais entendre en deux mots que la fièvre est le grand danger qui menace sa femme de mort ; que l'eau froide seule peut conjurer le péril ; je lui promets de lui faire constater sur le thermomètre un abaissement immédiat de la fièvre. Bref, j'obtiens le consentement de la famille de la malade, au grand ébahissement des voisines et parentes qui remplissaient la maison.

On prépare un bain à 24°

Il est 4 h. 20, le pouls bat 120, le ther. marque 41° 5
Dans le bain, 4 h. 30,　　　—　　80,　　—　　—　　37° 5
—　　　4 h. 40,　　　—　　90,　　—　　—　　41° 5
—　　　4 h. 45,　　　—　　105,　　—　　—　　40° 5

Dans le bain on fait une injection d'un quart-d'heure.

La malade sort du bain à 4 h. 45. — On la remet au lit ; la peau est moins chaude, le délire à peine sensible. — A 5 h. pouls 80, thermomètre 39° 5.

Nous avions donc obtenu en vingt-cinq minutes d'un bain à 24° une diminution de 1° de la température et de 40 pulsations. Je pensai que, dès lors, la quinine après ce premier résultat aurait pour ainsi dire plus de mordant et pourrait produire son effet antiphlogistique. L'opinion de Hirtz (art. chaleur, Dictionnaire Jaccoud), mérite d'être cité à ce propos, et confirme ma remarque : « L'action adjuvante de ces moyens, bain froid, etc., devient plus efficace quand les malades sont placés sous l'influence d'un agent antipyrétique. » 60 centigr. de quinine seront donc administrés ce soir avec 5 centigr. d'opium brut. — On appliquera dix sangsues loco dolenti. — Demain matin à cinq heures, 40 centigr. de calomel.

31 Janvier. — On a eu six heures de sommeil en trois fois. Le délire est moindre, je puis converser quelque peu avec la malade, qui est d'une indifférence notable pour ce qui l'entoure, bien mauvais signe pronostique. Le ventre est souple, moins sensible à droite. Le pouls est à 108, thermomètre 40° 5 ; cette rémission est due au matin et sans doute aussi à la quinine. Néanmoins, la malade est replacée, à dix heures cinq, dans un bain à 24°, dans lequel on fait une injection d'un quart-d'heure.

A 10 h.  5, le pouls bat 108, le thermomètre marque 40° 5
10 h  10,　　—　　90,　　—　　—　　40°
10 h. 20,　　—　　109,　　—　　—　　40° 5

La malade un peu fatiguée est replacée au lit à 10 h. 25.

A 10 h. 35, le pouls bat  90, le thermomètre marque 38° 5
10 h. 50,　　—　　92,　　—　　—　　38° 9
11 h.　　　—　　89,　　—　　—　　39°

La malade est très-calme, se sent bien, on lui fait prende un bouillon. — Ce soir on répétera la dose de quinine.

Thermomètre, midi, 39° 5

— 8 h. soir, 40°

1ᵉʳ Février. — A dix heures du matin le délire est nul, le ventre souple, les douleurs ont disparu. P. 110. T. 40°. J'ordonne un bain mais, après mon départ, la malade n'y veut rester que deux minutes. Néanmoins, la température descend à 39° après le bain.

Le soir on donne un nouveau bain; cette fois à 30° et de vingt minutes.

Avant le bain, thermomètre. 39° 8.

Dix minutes après — — 38°

Une heure — — — 38°

Toujours 60 centigr. de quinine.

Devant l'amélioration parallèle des symptômes et de la température, je porte un pronostic meilleur. Je trouvais dans ce fait une confirmation de cette hypothèse, que l'élévation extrême de la température constitue la malignité des maladies fébriles. Je découvrais aussi, dans ce résultat, un bon encouragement à persévérer dans cette voie, où je m'étais le premier engagé, pour le traitement de la fièvre puerpérale.

Les jours suivants le mieux continue.

Le 2 février. — Le délire a disparu ; la nuit a été bonne. La température est à 38°, le pouls 90 ; quelques bourdonnements d'oreille. On remplacera la quinine par : vin de quinquina au malaga cent grammes ; extr. quinquina trois grammes. Chaque jour on fera deux injections, chaque fois avec deux litres d'eau phéniquée au millième. Un linge phéniqué sera placé sur la vulve pour recevoir les lochies et fréquemment changé.

Soir, T. 39°.

3 Février. — T. matin, 38° ; soir, 39°.

4 Février. — P. 86, T. 38°.

La malade va mieux, plus de délire, ventre souple, non douloureux ; une alimentation légère est permise.

Le 7, quelques frissons, ventre un peu ballonné, un peu de douleurs à gauche ; purgatif, cataplasmes.

Le mieux est parfait le 8, les forces reviennent avec l'appétit.

Quatre semaines plus tard, un peu de fièvre apparait avec des douleurs dans le flanc gauche. Le ligament large gauche fait corps avec l'utérus, il est dur, douloureux, au toucher on sent une tumeur à gauche qui empêche les déplacements imprimés à l'utérus par la main placée sur le ventre. Cette tumeur s'étend dans la direction du ligament large ; elle est rénitente et douloureuse. Des applications réitérées de sangsues, dans l'intervalle une compresse imbibée d'eau-de-vie camphrée, les purgatifs, une diète tempérée, ont eu raison de cette inflammation tardive. L'utérus a repris sa mobilité. La malade est remise aujourd'hui.

Il est difficile de tirer d'un fait isolé un enseignement solide ; mais nous pouvons en prendre note et y trouver au besoin une utile indication.

Relativement à la température du bain, le degré 25, adopté par Blachez et d'autres observateurs, semble le plus favorable. La réaction est plus facile. Le fébricitant cède à l'eau l'excès de sa chaleur, et cette soustraction est un bienfait qu'on peut apprécier à l'instant. Mais le fait n'est pas aussi simple, comme le démontrent les températures prises dans le bain. Il y a d'abord un léger abaissement, puis une élévation rapide de la température cutanée qui décroit ensuite. On peut interpréter le fait de la manière suivante :

L'abaissement tient à la contraction des innomblables artérioles de la peau qui chassent leur contenu. Mais cette contractilité vivement excitée par le froid s'épuise rapidement, comme l'indique Marey, suivant la loi des excitations nerveuses. A la contraction succède une paralysie des artérioles cutanées, le sang surchauffé afflue, la chaleur axillaire s'élève.

En même temps un autre fait concourt à ce résultat. Le sang, pendant la première période (contraction), est violemment refoulé dans les viscères. La température centrale s'élève aux dépens de la température de la peau, comme on a pu le constater avec les appareils thermo-électriques. Pendant la deuxième période (névrolysie des vaso-moteurs cutanés), les capillaires viscéraux se contractent à leur tour, gagnés par l'impression froide, et la chaleur centrale diminue pendant que celle de la peau reprend son élévation première.

Le nombre des battements du cœur, mesure de la tension artérielle, vient à l'appui de cette explication. La tension artérielle monte dans la première période, s'abaisse dans la seconde.

Cette hypothèse rend également compte de la fréquence plus grande des hémorrhagies intestinales chez les typhoïdes traités par les bains froids : l'hémorrhagie s'explique par ce refoulement violent du sang dans les viscères, notamment les intestins malades, refoulement provoqué par l'impression périphérique du froid. Je donnais, il y a deux mois, des soins à une femme affectée d'hémorrhagie intestinale abondante, à la suite d'un violent refroidissement.

Pour revenir au sujet qui nous occupe, quand l'équilibre s'est rétabli dans les oscillations, des vaso-moteurs cutanés et viscéraux, alors le froid enlève purement et simplement de la chaleur au fébricitant. C'est probablement au moyen de réactions semblables à celles des deux premières périodes, mais avec des différences de moins en moins accusées.

L'action réfrigérante se continue un certain temps après le bain, par l'évaporation de l'eau qui séjourne sur la peau, et de l'eau qui imbibe les couches les plus superficielles de l'épiderme.

Sans vouloir discuter la question de la malignité, nous pouvons noter qu'à une température élevée correspond le délire, le manque d'harmonie dans les symptômes. Avec la diminution de la chaleur fébrile nous observons la décroissance parallèle de la malignité, du délire, de l'ataxie des symptômes, si j'ose dire, nous ne voyons plus qu'une péritonite légère suivre sa marche normale.

Si nous considérons le danger des températures élevées, les dégénérescences rapides de tous les organes, des muscles et du cœur en particulier, dégénérescences effets de cette chaleur excessive, nous serons convaincus de la nécessité d'amoindrir au plus vite cette combustion. Or existe-t-il un agent autre que l'eau froide qui en vingt-cinq minutes enlève 1° 1/2 de chaleur au malade ? Et quand nous voyons sous l'influence des réfrigérants la chaleur disparaître en même temps que ce caractère malin, ne sommes-nous pas autorisé à faire résider dans l'élévation de la température cette malignité elle-même ?

Quand à l'étiologie et à la pathogénie de la fièvre puerpérale, les avis sont partagés.

Sans remonter au dix-septième siècle avec Sennert, avec Puzos ; au dix-huitième avec Levret, pour invoquer la métastase laiteuse, anéantie par Bichat, nous trouvons parmi les modernes de notables dissensions.

Les uns, avec Cruveillier, font de la fièvre de lait une fièvre traumatique, dépendant de la plaie utérine ; la fièvre puerpérale serait alors sous la dépendance d'une plaie de mauvaise nature ; ce serait une fièvre traumatique violente, avec phlébite pour Bichat et Désormeaux :

Les lignes suivantes, empruntées à Hirtz (chaleur, Dictionnaire de Jaccoud), viennent à l'appui de cette opinion.

La fièvre traumatique et la fièvre puerpérale présentent un caractère primitivement et simplement inflammatoire quant au cours de la température ; ascension rapide en vingt-quatre heures, maximum en quarante-huit heures, durant douze ou vingt-quatre heures et suivi d'une défervescence rapide ; les températures ultérieures observées dans ces deux maladies appartiennent aux allures de la pyémie.

D'autres médecins, avec Hervieux, Depaul, Tarnier, croient à l'essentialité de le fièvre puerpérale, à son entité morbide.

Enfin, Velpeau, Béhier, admettent la fièvre de lait et la distinguent de la fièvre puerpérale. Cette dernière est le fait des nombreuses lésions auxquelles est exposée la femme en couche, péritonite générale ou localisée, ovarite, métrite, phlébite, lymphangite, gangrène de la muqueuse utérine ou du col. Ces affections peuvent être isolées ou combinées entre elles, là est la difficulté de l'interprétation des symptômes. Gosselin, cité par Béhier, a vu deux femmes succomber à une péritonite, suite de l'ablation de polypes utérins, avec des symptômes entièrement semblables à ceux de la fièvre puerpérale. Ces éminents cliniciens n'ont jamais rencontré de fièvre puerpérale sans lésions. Béhier cite une autopsie où l'on ne trouvait pas de lésions ; son interne, le docteur Gallard, découvrit dans l'utérus une phlébite purulente au premier coup de scalpel. La fièvre puerpérale serait donc tantôt une péritonite, tantôt une phlébite, tantôt ces deux affections compliquées l'une de l'autre ou de gangrène de la muqueuse utérine.

Si l'on admet que l'inflammation des annexes est due à la propagation de la phlogose utérine, par les voies lymphatiques ou veineuses, on peut trouver là à concilier l'opinion de Cruveilher et de Béhier. Le traumatisme utérin serait la cause de la fièvre dite de lait. Les complications inflammatoires de l'utérus ou des annexes exaspéreraient ce mouvement fébrile et lui donneraient l'intensité puerpérale. On observe en effet la coïncidence du début de la fièvre puerpérale et du début de la fièvre de lait à tel point que, si l'on ne tient pas un compte minutieux de l'état des organes, du pouls, de la température, on peut s'endormir dans une sécurité funeste. J'ai vu mourir une femme, quatre heures après ma visite, chez qui cette prétendue fièvre de lait durait depuis trois jours.

Chez notre malade, nous observons encore cette coïncidence. Nous pouvons invoquer un traumatisme violent, dû à la longueur du travail, à l'application toujours laborieuse du forceps au détroit supérieur, et nous y trouvons cette propagation au péritoine, qui est venue exaspérer la fièvre traumatique.

Cette ardeur fébrile, cette acuité des phénomènes traumatiques, cette malignité, on en a aussi cherché la raison dans le tempérament propre des malades, dans leur susceptibilité de réaction individuelle ; on a invoqué les constitutions médicales. De fait, pour notre malade, l'idiosyncrasie n'a que faire, puisqu'elle avait eu déjà trois couches bonnes. Quant à la constitution médicale, nous donnions, en même temps qu'à cette accouchée, nos soins à des érysipélateuses, à deux patients atteints de pérityphlite. De plus la saison était froide, il vous en souvient. En l'absence de pathogénie bien nette, il est bon de noter toutes les circonstances, et d'amasser ainsi des matériaux pour l'avenir.

Toujours est-il que ce fait vient pour nous à l'appui de cette opinion : que la malignité des affections fébriles est dans la température élevée. La preuve, je la vois dans la décroissance parallèle des symptômes et de la température, dans la précision de l'action de l'eau froide.

Pour quelques auteurs, le caractère infectieux de certaines maladies fébriles serait l'origine de la malignité, des températures élevées. Mais dans la fièvre inflammatoire, où est ce caractère infectieux ? et n'y voit on pas les températures élevées, la malignité ?

Cette interprétation est-elle plausible en présence du succès si rapide obtenu par nous à l'aide du froid, qui ne peut certes rien contre le caractère infectieux ? Est-elle plausible en présence des succès si nombreux obtenus par le froid contre les scarlatines malignes ?

N'est-ce pas le cas de citer encore une fois le vieil adage :
*Naturam morborum curationes ostendunt.*

N'est-ce pas le moment de rappeler les paroles de Hirtz :
« La chaleur fébrile n'est pas seulement un symptôme, mais une lésion, mère de beaucoup de complications ultérieures. La chaleur, en même temps qu'elle est le phénomène dominant, est aussi celui qui produit et explique tous les autres, et nous savons par les travaux de Louis, Liebermeister, Weikart, combien elle est par elle-même un agent destructeur des humeurs et des tissus. Ce serait donc déjà beaucoup à ces divers points de vue, que de l'enrayer pour maitriser ces lésions fonctionnelles secondaires, qui ne sont d'ailleurs ni les moins douloureuses, ni les moins graves, comme la céphalalgie, le délire.

« Mais l'importance thérapeutique de la chaleur ne s'arrête pas là ; en la détruisant, on entrave le développement de la phlegmasie dont elle est le symptôme. Il résulte des recherches d'un de nos élèves, Coblence, que sous l'influence de certains médicaments, on parvient à arrêter complètement la fièvre inflammatoire, avant que la résolution locale ait commencé et que la fièvre une fois arrêtée, l'engorgement ne tarde pas à se résoudre spontanément.

Et un homme qui n'a plus de fièvre semble déjà à peu près guéri [1]. »

D<sup>r</sup> Gilbert TRAPENARD.

(1) Nouveau Dictionnaire de médecine et de chirurgie pratique, Tome VI, art. CHALEUR FÉBRILE.